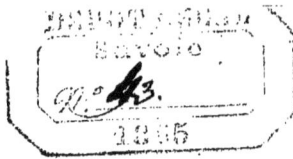

DOCUMENTS

et

CORRESPONDANCES

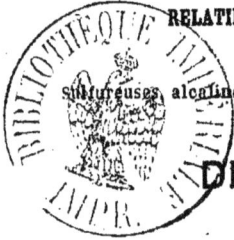

RELATIFS AUX EAUX MINÉRALES

sulfureuses, alcalines, iodurées, bromurées et glairineuses

DE CHALLES

JUIN 1865

CHAMBÉRY
IMPRIMERIE A. POUCHET ET COMPAGNIE
Place Saint-Léger, 29

1865

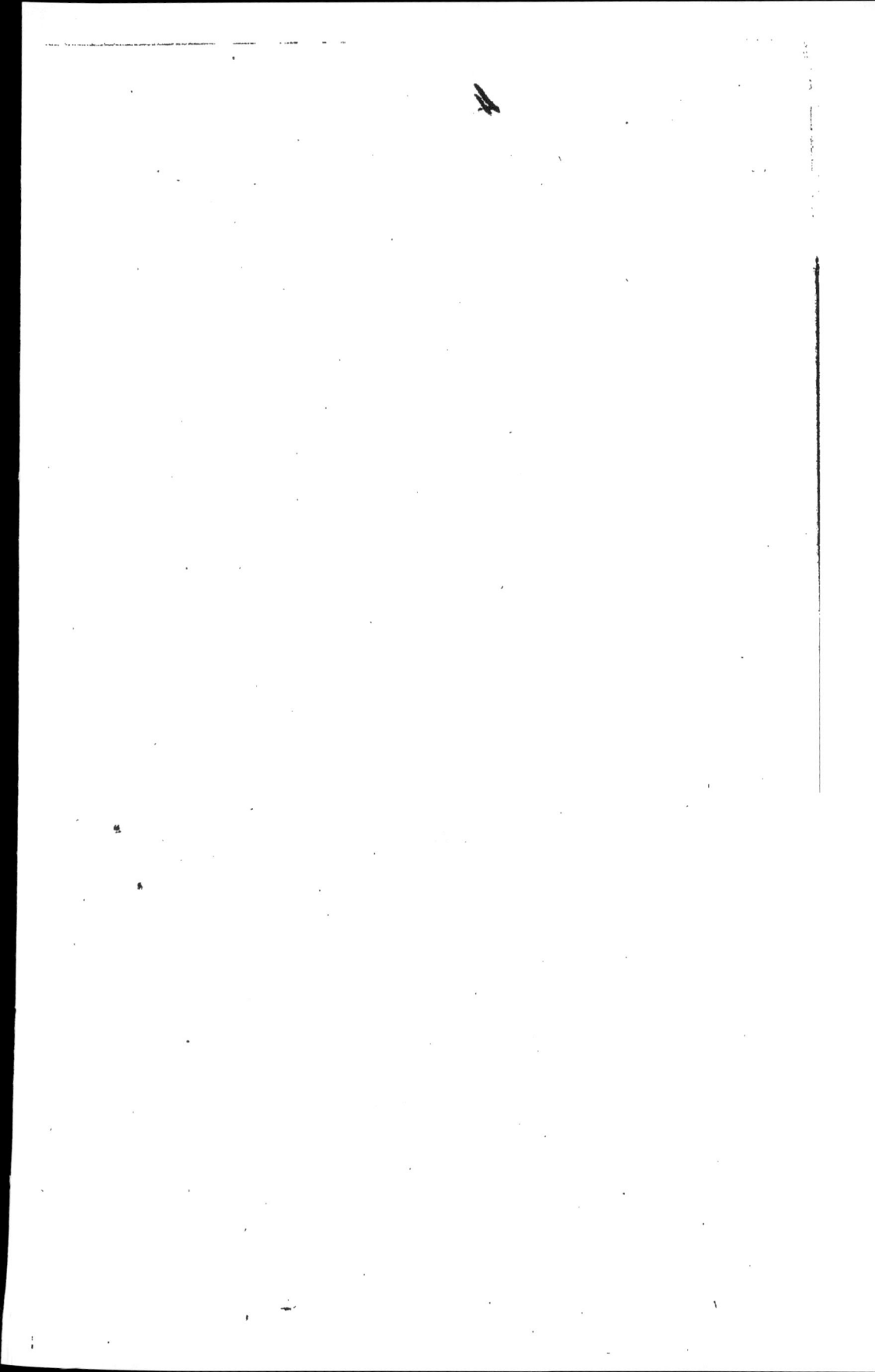

EAUX MINÉRALES DE CHALLES

SULFUREUSES, ALCALINES

IODURÉES, BROMURÉES ET GLAIRINEUSES

Notice extraite de la GAZETTE DES EAUX, *Revue
hebdomadaire des Eaux minérales, des Bains de mer
et de l'Hydrothérapie.*

(Numéro du 8 juin 1865.)

La source minérale de Challes a été découverte en
avril 1841 par M. le docteur Domenget (1) dans la propriété de ce nom appartenant à sa femme, propriété
située près de la route d'Italie, à cinq kilomètres de
Chambéry.

Plusieurs chimistes, nationaux et étrangers, ont sou-
mis cette eau à des études analytiques ; mais le travail le
plus complet en ce genre est celui d'un habile chimiste,

(1) Professeur émérite de chimie et de médecine, médecin du
Roi, médecin militaire honoraire de première classe avec rang
d'officier supérieur, ancien chirurgien-major dans la garde
impériale, chef de clinique interne et secrétaire de la Société
d'instruction médicale à la Faculté de Médecine de Paris,
membre de plusieurs académies et sociétés savantes.

M. O. Henry, chef des travaux chimiques de l'Académie impériale de médecine de Paris. Ce travail fut entrepris en 1842, au nom de cette Académie, sur l'invitation de M. le ministre de l'agriculture et du commerce.

Il résulte de ce rapport que l'Eau de Challes est la plus riche de toutes les eaux minérales connues, particulièrement en principes sulfureux. Le soufre, combiné avec le sodium à l'état de *monosulfure,* s'y trouve en quantité considérable.

On jugera de la richesse sulfureuse de l'eau de Challes par le tableau suivant des principales eaux des Pyrénées, dont nous établissons ici le rapport de sulfuration relativement à l'Eau de Challes.

Les Eaux-Bonnes sont à l'Eau de Challes comme 1 à 30
Celles de Labassère   id.   1 à 6

De plus, il existe dans l'Eau de Challes une quantité notable d'iodure de potassium, de bromure de sodium, de carbonate et silicate de soude, ainsi que de la glairine. *(Rapport de M. Ch. Calloud, pharmacien-chimiste, sur les échantillons des Eaux minérales de Savoie envoyées en 1855 à l'exposition de Paris.)*

L'analyse des Eaux-Bonnes ne révèle ni iode, ni brome. Quoi qu'il en soit, d'après le docteur Herpin (de Metz), les malades qui s'y rendent en foule y laissent annuellement trois millions. *(Etudes médicales, scientifiques et statistiques des principales Eaux minérales de France, d'Angleterre et d'Allemagne.)*

Minéralisée par le monosulfure de sodium et des sels alcalins neutres, l'Eau de Challes, qui est facilement supportée à l'intérieur, même à hautes doses, se conserve sans altération tant qu'elle n'est pas exposée au contact de l'air, qui seul est susceptible de l'altérer. Il est donc important de la soustraire à son influence. Ainsi, une bouteille entamée, qui ne pourra être consommée en quelques heures, devra être divisée en petits flacons complétement remplis et tenus couchés.

Dans ces conditions, l'Eau de Challes peut être transportée sur le continent et même au-delà des mers. Des rapports arrivés d'Afrique, d'Amérique et de Constantinople ont appris que cette Eau y est parvenue sans altération, et qu'elle avait conservé toute son efficacité.

On peut faire usage de l'Eau de Challes en toutes saisons, en boisson, à la dose d'un à deux demi-verres pour les enfants en bas âge, de deux à quatre verres et même plus d'un litre pour les adultes; en lotions, en applications et en bains. Dans ce dernier cas, il suffit d'ajouter quelques bouteilles à un grand bain d'eau ordinaire.

Vu la proximité de la source de la jolie ville de Chambéry, dont le séjour est fort agréable et où se trouvent des hôtels très bien tenus, vu également sa proximité d'Aix, station thermale de premier ordre, où sont réunis tout le confortable et tous les agréments recherchés par les étrangers, le propriétaire de l'Eau de Challes ne s'est pas occupé jusqu'ici de créer un établissement en cet endroit.

A Aix, tous les médecins conseillent fréquemment l'Eau de Challes, qui s'associe avec avantage aux eaux sulfureuses thermales de l'établissement de cette ville. Ils considèrent cette combinaison comme heureuse, pouvant former le traitement *sulfhydro-thermo-thérapeutique le plus complet qu'il soit possible de désirer.* (Lettre du président de la Commission médicale de l'établissement au docteur Domenget en date du 9 mai 1854.) Cette opinion a été aussi adoptée par le docteur Herpin, qui a visité plusieurs fois la source de Challes.

Quelques habitants de la commune de Triviers, où est Challes, ont disposé de charmantes habitations pour être louées aux étrangers auxquels la boisson de cette Eau minérale est conseillée à la source même par leur médecin. Les personnes qui désirent boire de l'eau à la source peuvent très facilement se fixer dans les bons hôtels de Chambéry, d'où, en moins d'une demi-heure, ils peuvent se rendre chaque matin à la source, en voiture ou en omnibus.

L'Eau de Challes réunit, dans sa minéralisation vraiment exceptionnelle, les agents thérapeutiques les plus puissants auxquels on a recours pour combattre, avec le plus de chances de succès, les maladies chroniques qui font si souvent le désespoir des malades et des gens de l'art. L'expérience de chaque jour confirme sa vertu dépurative, fondante et cicatrisante.

Son énergie curative, qui semble quelquefois tenir du merveilleux, se fait surtout remarquer dans la scrofule et ses nombreuses modifications, notamment dans les écrouelles, les abcès froids, les tubercules pulmonaires et autres, les maladies de la peau, les ulcères de mauvaise nature, l'ozène, le scorbut, les flux muqueux chroniques, catarrhes, diarrhées, bronchites, leucorrhées, blennorrhées, les fièvres intermittentes rebelles et les maladies du foie et de la rate.

Son efficacité contre le goître, les accidents secondaires et tertiaires de la syphilis constitutionnelle, les maladies mercurielles si souvent rebelles aux médications de la thérapeutique ordinaire, a été constatée par un grand nombre de guérisons.

L'Eau de Challes est antivermineuse. Cette propriété s'explique très bien par la présence du sulfure, des iodure et bromure alcalins, qui sont autant de poisons pour les antozoaires (vers intestinaux lombriques et ascarides vermiculaires) auxquels les enfants sont très sujets et dont ils sont si souvent victimes, comme pour tous les parasites du corps. En fortifiant les organes digestifs et en modifiant les sécrétions vicieuses qui favorisent leur génération, l'Eau de Challes les en préserve pour toujours.

Enfin, elle a eu des succès dans les maladies des organes parenchymateux, la gravelle, la goutte atonique, le rhumatisme chronique, les maladies cancéreuses, certaines névroses, la gastralgie.

L'Eau de Challes est généralement contre-indiquée, chez les malades d'un tempérament sanguin et surtout dans la pléthore avec prédisposition aux congestions vers la tête, dans les maladies aiguës. Elle a eu cependant des succès constatés pendant l'épidémie diarrhéique qui a régné à Chambéry en 1855. On a également remarqué l'efficacité de l'Eau de Challes dans les cas de blessures et de brûlures graves. Dans les accidents de cette nature on emploie l'Eau de Challes battue avec de l'huile d'olive, formant ainsi une pommade douce, onctueuse, résolutive et antiputride, dont on a obtenu les meilleurs résultats.

Quelle que soit l'innocuité de l'Eau de Challes, propriété qui est le résultat du mode parfait de combinaison des éléments qui s'y trouvent, tous considérés comme remèdes d'une grande énergie, on n'invite pas moins les malades à prendre les conseils des médecins qui, seuls, peuvent en déterminer l'opportunité et diriger son administration.

Extrait de la GAZETTE DES EAUX.

(Numéro du 9 mars 1865.)

Nous apprenons, bien tardivement, le douloureux événement de famille qui a atteint notre savant et vénérable ami le docteur Domenget, au mois d'octobre dernier. Privé d'une compagne qui avait occupé un rang distingué dans la société de Chambéry par les agréments de son esprit, et qui le secondait habilement dans l'administration d'un domaine important, le digne docteur a pris la résolution, d'accord avec sa famille dont fait partie M. le baron Michaud, consul général de France à Christiania, de mettre en vente la terre et le château de Challes. Nos lecteurs savent quelle est la remarquable importance de la source minérale sulfureuse découverte il y a vingt-quatre ans dans ce domaine par M. Domenget. La renommée de cette source s'est répandue sans effort, et il serait d'un grand intérêt pour l'humanité qu'elle vînt en des mains puissantes qui, continuant l'œuvre de notre digne ami, s'occupassent d'y fonder une station qui serait promptement prise en affection par les malades et par les touristes.

La magnifique situation du domaine et du château de Challes, la proximité de Chambéry, le voisinage d'Aix et de toute cette pittoresque contrée de la Savoie feraient la fortune d'un établissement dont nous appelons de tous nos vœux le développement.

Rapport au Congrès scientifique de France, tenu en septembre 1841, fait par le docteur COMARMOND, *secrétaire général de ce Congrès.*

(Extrait du 2ᵉ volume des Mémoires du Congrès scientifique de France, session de 1841.)

Dans sa séance supplémentaire du 9 septembre, la sixième section du Congrès scientifique de France s'est occupée de l'examen des Eaux nouvellement découvertes à Challes, par M. le chevalier Domenget, docteur en médecine, professeur émérite de médecine, de chimie et de botanique, médecin de la maison du Roi, en Savoie, médecin militaire honoraire de première classe, membre correspondant de l'Académie de médecine de France.

Ce savant professeur, retiré depuis plusieurs années dans sa belle terre de Challes, située près de Chambéry, en Savoie, vient de découvrir une source d'eau minérale froide, sulfureuse, alcaline et hydriodatée. La nature d'une telle découverte, faite le 11 avril 1841, suggéra au propriétaire de ces Eaux la pensée de les analyser et d'en faire de suite des applications thérapeutiques. Personne n'était plus apte à faire de semblables expérimentations : chimiste distingué, médecin habile, M. Domenget ne tarda pas à reconnaître, dans la composition des *Eaux de Challes*, des éléments très efficaces dans une foule de maladies, et une série de guérisons vint réaliser les espérances du propriétaire de Challes.

La nouvelle renommée de ces eaux minérales s'étendit de proche en proche ; de nombreuses cures vinrent se joindre à celles déjà obtenues, et une foule de malades

accoururent en quelques semaines pour y chercher une
guérison ou du soulagement à leurs maux, avant même
que l'analyse des Eaux fût faite d'une manière exacte.
Quelques essais chimiques faits à la source par M.
Domenget, avec le concours de M. le docteur Pérouse
et de MM. Bebert et Bonjean, firent d'abord reconnaître
que les *Eaux de Challes,* dont la température est de dix
degrés *Réaumur,* se trouvent très riches en principes
minéralisateurs, notamment en sulfure de soude à l'état
parfaitement neutre, en iodure et en carbonate de la
même base et en glairine. La présence de ces substances, si énergiques dans le traitement de certaines maladies, explique plusieurs guérisons qui paraissent tenir
du prodige. On peut consulter, à cet égard, une brochure
de M. le docteur Domenget, qui a pour titre : *Aperçu
sur les Eaux minérales de Challes en Savoie;* Chambéry, 1841.

Dans l'état actuel et progressif des sciences chimique et médicale, on connaît les effets thérapeutiques
des sulfures alcalins, des iodures et des carbonates des
mêmes bases. Les premiers sont de puissants spéci-
fiques contre l'immense variété des maladies cutanées,
contre les affections rhumatismales, contre les toux
chroniques et d'autres affections du même type ; ils agis-
sent également comme anthelmintiques. Les seconds
ont une action reconnue et incontestable dans les maladies scrofuleuses, les engorgements glanduleux et toutes
les maladies du système lymphatique, et enfin contre
les affections calculeuses.

La main créatrice et providentielle qui a réuni si
habilement les trois principales substances minérales
dans une solution parfaite, a saturé ce mélange d'une
assez grande quantité de glairine pour rendre ces Eaux

plus onctueuses et diminuer leur action, trop irritante, sur l'organisme en général.

M. le professeur Domenget a attiré l'attention de MM. les membres de la sixième section sur les effets éprouvés par la guérison des fièvres intermittentes causées par les émanations délétères marécageuses, et contre toutes les anciennes à caractères rebelles, qui avaient résisté avec opiniâtreté aux préparations de quina sagement et énergiquement administrées.

Dans cette simple note, nous n'ajoutons rien à ce qu'en a dit le propriétaire des Eaux, et à ce qu'en ont rapporté plus tard différents journalistes impressionnés par le récit de malades dont la guérison était opérée et qui venaient attester avec enthousiasme ce que M. Domenget racontait avec modestie et conviction.

Non-seulement le savant professeur et praticien distingué a fait des essais fructueux sur l'espèce humaine, il les a encore étendus sur les animaux : il cite dans la race chevaline des cas de guérison de morve aiguë et de farcin ; dans la race bovine, des maladies chroniques de la peau, etc.

Ces eaux minérales ont été essayées et mises en usage de toutes les manières, soit à l'intérieur, soit à l'extérieur, en boissons, bains, lotions, etc. ; elles arrivent par quatre points différents sur le versant de la montagne, et chaque source présente des caractères variés, qui deviendront d'une haute importance dans leur emploi thérapeutique ; elles découlent d'une roche calcaire à stratifications marneuses, légèrement bitumineuses, renfermant des pyrites de fer et des coquilles fossiles, des plantes, des poissons, etc. Le genre ammonite s'y fait surtout remarquer. D'après l'opinion de M. Domenget, ce gisement, qui appartient au calcaire jurassique, est un calcaire à *scyphia*, qui est un intermédiaire entre l'*oxford-clay* et le *coral-ray*, qui présente, aux environs de Chambéry, un développement très remarquable.

M. Domenget, dont les connaissances s'étendent à toutes les branches des sciences naturelles, a longuement entretenu l'assemblée de faits géologiques se rapportant à l'état des lieux, à l'origine de cette source d'eau minérale et sur les phénomènes qui caractérisent son état chimique et son écoulement du sein de la terre ; plus tard, M. Domenget s'est réservé de traiter plus en grand les faits théoriques et pratiques qui peuvent se rattacher aux *Eaux de Challes*, sous les rapports géologique, chimique et thérapeutique.

Challes est situé sur la commune de Triviers, à trois quarts d'heure de Chambéry, sur la route royale de Turin.

Cette jolie capitale de la Savoie ne laisse rien à désirer pour les besoins et les agréments de la vie ordinaire : la beauté de ses sites, sa belle végétation, la proximité de petites villes charmantes, de lacs poissonneux, la pureté de l'air, le séjour paisible et agréable qu'on trouve sur tous les points environnants, ne manquent point d'attraits pour les étrangers bien portants et ne sont point insignifiants pour les malades ; ce sont autant d'heureux accessoires qui viennent seconder l'efficacité des *Eaux de Challes*, qui seront, dans peu de temps, appelées à jouir d'une célébrité qui leur est assurée par la composition chimique, et, par cela même, elles figureront au premier rang parmi les eaux minérales d'Europe.

La position scientifique et honorable de l'auteur de

cette découverte méritait un pareil succès pour la récompense de son zèle et de sa bienfaisance.

---

*Lettre adressée par le président et le secrétaire de
l'Académie royale de médecine de France
à M. le Dr Domenget.*

Paris, 10 mars 1835.

Nous avons l'honneur de vous informer que dans sa séance du 24 février dernier, l'Académie royale de médecine de France vous a choisi pour être un de ses correspondants. Ce choix est un hommage qu'elle rend à vos lumières, à vos talents, à votre zèle pour le progrès des sciences médicales. Elle ose se flatter qu'elle recevra de vous les communications les plus fréquentes, comme elle a la certitude que ces communications contribueront à l'éclairer sur les diverses branches de ces sciences si nobles et si nécessaires. C'est par le concours de vos efforts et des siens qu'elle pourra remplir la glorieuse mission qui lui est confiée, de servir les hommes et de laisser à la postérité quelques vérités utiles.

Nous sommes avec la plus haute considération,

Monsieur,

Vos très humbles et obéissants serviteurs,

Le Président,

J. LISFRANC.

Le Secrétaire perpétuel,

E. PARISET.

Rapport de la Commission de la Société d'Hydrologie médicale de Paris, chargée de l'examen des échantillons d'Eaux minérales de la Savoie, envoyés en 1855 à l'Exposition universelle.

(Rapporteur M. le docteur LEBRET.)

Les Eaux de Challes sont les plus riches connues pour la sulfuration et l'ioduration. M. O. Henry y a constaté en 1842, la proportion bien remarquable de 30 centigrammes de sulfure de sodium sec, soit 92 centigrammes de sulfure sodique hydraté pour mille grammes d'eau. Des travaux récents de captage, dirigés sur l'un des filets d'eau qui alimentent la source de Challes, ont accru cette minéralisation, à en juger par une nouvelle vérification du dosage chimique fait par M. Calloud, et évalué à la source même à 559 milligrammes de sulfure de sodium par 1,000 grammes d'eau. La vérification a été répétée pendant et après les pluies, le résultat s'est trouvé constant. Ces Eaux, limpides, incolores, douées d'une amertume caractéristique de sulfhydrate de soude, sont dépourvues d'odeur hépatique, prises à la source. Alcalisées par le carbonate et le silicate sodique, elles sont, de plus, chlorurées et considérablement iodurées et bromurées. M. Calloud dans sa notice appelle l'attention sur l'avantage qu'offre la proximité de la station de Challes, à peu de distance d'Aix et de Chambéry et sur la possibilité de rivaliser avec les bains des Pyrénées les plus actifs, en mélangeant une faible quantité des Eaux fortement sulfhydratées de Challes aux eaux simplement sulfhydriquées d'Aix. Les besoins de la thérapeutique retireraient un grand profit de ces moyens de concentration sulfureuse variée et mesurée à l'instar de ce qui se pratique avec utilité en Allemagne, auprès de certaines exploitations de salines.

A cette appréciation, faite au sein du corps scientifique le plus compétent en hydrologie minérale, nous joignons celle de M. Calloud, que nous trouvons dans son Mémoire, publié à l'occasion de la nouvelle collection des Eaux minérales de la Savoie envoyée à l'exposition de Turin en 1858.

Les Eaux de Challes sont les plus riches et les mieux minéralisées de toutes les eaux sulfureuses connues. La proportion de leur principe de sulfuration a quelque chose de vraiment phénoménal : 550 milligrammes de sulfure de sodium anhydre par 1,000 grammes d'eau ! Cette proportion étonne quand on songe que la dixième partie du soufre des Eaux de Challes a suffi pour accorder le premier rang aux Eaux les plus sulfureuses des Pyrénées. Celles-ci marquent, au plus, de 25 à 30 degrés de sulfuration, celles de Challes, 180. Une expérience des plus faciles convaincra de la richesse sulfureuse de ces Eaux remarquables : un litre suffit pour décolorer plus de 20 grammes de teinture d'iode, et cette réaction amène une si abondante précipitation de soufre, que l'eau en devient blanche comme du lait. Mais cette sulfuration extraordinaire acquiert encore un plus grand intérêt par la présence, dans l'eau, de principes alcalins et bromo-iodés et par l'absence de tout élément décomposant, fait extrêmement rare dans la minéralisation des eaux sulfureuses.

M. Jules François, ingénieur en chef de tous les établissements d'Eaux minérales, est un des admirateurs des Eaux de Challes, les plus dévoués à leur prospérité. Il les considère comme un bienfait de la Providence, qui ne demande qu'à être toujours mieux connu pour rendre d'importants services à l'humanité souffrante.

La preuve de son bienveillant dévoûment à leur prospérité, c'est ce qu'il a eu l'extrême obligeance de faire à la grande Exposition de Londres. Il s'est informé, par l'intermédiaire de son correspondant fixé à Londres dans les intérêts d'exposants français, si on avait pris le soin d'envoyer des bouteilles d'Eau de Challes ; ayant été informé qu'il n'en était rien, il s'est empressé de se procurer des bouteilles dans un dépôt de Paris et les a adressées à son correspondant avec des Notices, pour être placées derrière une vitrine, en lui recommandant d'appeler l'attention des médecins membres de l'administration de l'Exposition sur cette Eau minérale.

Tout a été fait selon son désir et il en est résulté la création à Londres d'un dépôt des Eaux de Challes ce qui ne tardera pas à être imité dans les autres grands centres du royaume.

Au congrès scientifique de France, trentième session, tenue à Chambéry au mois d'août 1863. Une des questions proposées aux diverses sections était la suivante :

« *Hydrologie spéciale.* — L'attitude chimique et physique des Eaux sulfureuses de Challes, de Marlioz et de celles de même catégorie, paraît-elle indiquer l'opportunité de leur application sous la forme introduite par le docteur Sales-Girons, soit la pulvérisation. »

(Voir les pages 448 et suivantes du volume imprimé pour l'histoire de ce congrès.)

Après de nombreuses discussions, sur le rapport de M. le pharmacien Calloud, l'habile chimiste qui s'est beaucoup occupé des Eaux de Challes, il a été décidé que ces eaux si richement sulfhydratées étaient celles qui offraient le plus de chances de succès pour être employées par l'appareil pulvérisateur, *comme étant au plus haut degré de parfaite condition.*

Lettre de Monsieur le Docteur Bonnet à Monsieur le chevalier Domenget.

Lyon, 26 janvier 1859.

Monsieur et très honoré Confrère,

J'ai été très sensible à l'honneur que vous avez bien voulu me faire en m'écrivant au sujet de mon Mémoire sur le traitement du cancer. Votre suffrage m'est extrêmement précieux, et les renseignements que vous me donnez sur les effets des Eaux de Challes dans le cancer me paraissent très dignes d'être connus. Je vous engage à les livrer à la publicité, vous ajouterez par là un nouveau service à ceux que vous avez déjà rendus à la science et à la pratique.

Je vous renouvelle l'expression de mes remercîments et l'assurance de mes sentiments les plus distingués.

Votre dévoué confrère,

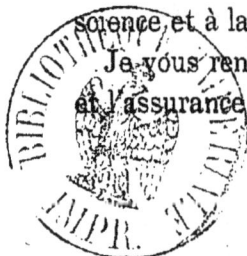

BONNET.

Lettre de Monsieur le baron Thénard à Monsieur le Docteur chevalier Domenget.

Aix-les-Bains, 15 juillet.

Monsieur le Chevalier et honoré Confrère,

Je serai bien flatté d'avoir l'honneur de vous recevoir dimanche prochain. Je pense que l'heure de midi à trois heures sera celle qui vous conviendra le mieux.

Recevez mes remercîments pour la notice sur les Eaux de Challes que vous avez bien voulu m'envoyer. Je l'ai lue avec le plus grand intérêt. Vous avez enrichi la science des Eaux. Il vous appartenait d'en faire une étude approfondie.

Je lirai avec empressement vos nouvelles observations sur ces Eaux si remarquables par leur nature et leurs propriétés.

Agréez, je vous prie, Monsieur le Chevalier et honorable Confrère, l'assurance de ma haute considération et du plaisir que j'aurai à renouveler votre connaissance personnelle.

Baron Thénard.

C'est aux savantes leçons de ce célèbre professeur, de regrettée mémoire, que le docteur Domenget a puisé une instruction suffisante pour ouvrir en 1820, au Collége universitaire de Chambéry un cours public de chimie.

*Lettre de Son Excellence le Ministre de la Guerre
à Monsieur le Docteur Domenget.*

Paris, le 20 mai 1859.

Monsieur le Docteur,

J'ai reçu, avec les divers documents qui y étaient joints, la lettre que vous m'avez fait l'honneur de m'adresser et par laquelle vous voulez bien mettre à ma disposition, pendant toute la durée de la guerre, et à titre gratuit, les quantités d'Eau de Challes qui pourraient être nécessaires tant aux soldats français admis à l'hôpital de Chambéry qu'à ceux de nos chevaux malades qui seraient traités dans une infirmerie créée dans cette place.

J'ai lu avec le plus grand intérêt les diverses notices que vous avez publiées sur les propriétés des Eaux de Challes dont la science vous doit la découverte et je vous remercie des sentiments de patriotisme et d'humanité qui vous portent aujourd'hui à en faire bénéficier notre armée d'Italie. Je m'empresserai à saisir l'occasion de profiter de cette offre désintéressée.

Je ne suis pas moins touché, Monsieur le Docteur, des sentiments qu'expriment si bien les vers de Madame Domenget (1).

_____

(1) Madame Domenget a eu l'heureuse inspiration de dédier plusieurs poésies à S. M. l'Empereur et à S. M. l'Impératrice; toutes ont été accueillies avec une faveur particulière; une d'elles a été inséré dans le volume intitulé : *la Poésie à Napoléon III.* (Voir page 363 et suivantes.)

Recevez, Monsieur, l'assurance de ma considération.

Le Ministre secrétaire d'Etat de la guerre,

Pour le Ministre et par son ordre,
Le Conseiller d'Etat directeur de l'administration,

Signé : DARICAN.

---

*Lettre de Son Excellence le Maréchal Baraguey-
d'Hilliers au même.*

Aix-les-Bains, 20 juillet.

Monsieur le Docteur,

M. Despine, votre collègue, m'a fait remettre la lettre
que vous avez bien voulu m'écrire en m'envoyant les
différentes notices que vous avez publiées sur les Eaux
de Challes. Je les ai lues avec un grand intérêt. Depuis
longtemps déjà j'avais entendu parler de ces Eaux
comme d'un moyen thérapeutique très puissant, et je
n'hésiterais pas à en faire usage si elles m'étaient pres-
crites par mon médecin.

Je désire vivement, Monsieur le Docteur, que le retour
du beau temps me permette d'aller visiter votre domaine
et vous offrir de vive voix mes remercîments dont je vous
prie d'agréer ici l'expression.

Recevez, Monsieur le Docteur, l'assurance de ma
considération bien distinguée.

BARAGUEY-D'HILLIERS.

*Lettre de Son Excellence le Maréchal Canrobert
au même.*

Aix-les-Bains, le 28 juillet.

Monsieur le Docteur,

J'ai lu avec le plus vif intérêt la brochure que vous avez bien voulu m'offrir, et je vous félicite d'avoir eu la bonne pensée de faire tourner au profit de l'humanité la précieuse découverte que vous avez faite.

C'est par de tels actes qu'on acquiert droit à l'estime de tous et je suis charmé que cette initiative appartienne à un ancien chirurgien-major de la garde impériale.

Servir l'humanité après avoir noblement servi son pays, sont des actes qui honorent par-dessus tout.

Aussi je vous prie, Monsieur le Docteur, de recevoir l'expression de mes sentiments de haute considération et de dévouement.

(Signé) Maréchal CANROBERT.

*Rapport fait par Monsieur le Docteur Martinet,
médecin-major au 79e de ligne, sur les vertus des
Eaux de Challes.*

Monsieur le docteur Domenget,

Arrivé depuis peu dans la Savoie, exempt de toute idée
préconçue, je réponds avec le plus grand plaisir à la demande que vous m'avez faite de vous donner le résultat
de mes observations sur l'efficacité curative des Eaux de
Challes, efficacité constatée depuis plusieurs années,
efficacité facile à prévoir d'après la composition minérale
de ces Eaux, dont les principes jouissent, tous individuel-
lement, de propriétés médicatrices consacrées par la pratique.

Les Eaux de Challes, que vous avez eu la bonté de
mettre à la disposition des militaires libres ou internés à
l'hôpital, sont recherchées et employées par tous ceux qui
souffrent de maladies anciennes, rebelles aux traitements
ordinaires. Beaucoup en ont ressenti d'heureux effets ;
plusieurs ont obtenu la guérison d'affections herpétiques,
écoulements urétraux anciens, d'engorgements strumeux
indolents, de goître, de faiblesse générale suite de fièvre
intermittente, comme aussi la guérison des nombreuses
manifestations de la syphilis constitutionnelle.

En somme, je suis persuadé que les Eaux de Challes,
si richement dotées, doivent être utiles, dans un grand
nombre de lésions, surtout dans celles qui sont liées à
une constitution molle, lymphatique ou à la diathèse
scrofuleuse. L'influence salutaire des Eaux de Challes
employées comme boisson est au-dessus de toute con-
testation ; mais je crois aussi que les bains composés

d'une partie de ces Eaux seraient une ressource précieuse chez les gens dont l'estomac et le tube digestif présenteraient des altérations qui s'opposeraient à l'usage de l'eau en boisson ; il en serait peut-être de même chez les personnes à grande susceptibilité nerveuse ou à tempérament sanguin trop prononcé.

Acceptez, Monsieur, les salutations respectueuses et empressées de votre serviteur.

(Signé) A. Martinet.
Médecin major au 79ᵉ de ligne.

Chambéry, le 25 septembre 1860.

Depuis ce rapport, un très grand nombre de militaires ont pu guérir d'accidents plus ou moins graves de syphilis secondaire et tertiaire par les Eaux de Challes, qui leur a été délivrée à titre gratuit non-seulement pour boisson mais encore pour addition à l'eau des bains ordinaires. Ces affections avaient résisté à toutes sortes de traitements, même, chez quelques-uns, au rob antisyphilitique pris à la quantité de 15 à 20 bouteilles.

Toutes les personnes affligées de goîtres plus ou moins anciens, volumineux et durs, ont été délivrées de cette infirmité ; mais c'est en buvant l'eau minérale avec persévérance et à la dose de plus d'un litre en 24 heures et pour quelques-uns de deux litres et plus.

Par l'Eau de Challes, sous la direction de M. le docteur Mottard, à St-Jean de Maurienne, plus de 100 goîtreux ont obtenu la disparition de leur triste infirmité. Il a certifié qu'il avait obtenu ce résultat par l'Eau de Challes, délivrée à titre gratuit, en ajoutant qu'il avait tenté inutilement de faire disparaître le goître par de fortes doses d'iodure et de bromure alcalins qui blessaient leur estomac, et que pour ce motif il avait dû cesser des essais inutiles.

Une jeune paysanne affligée d'un goître ancien, dur et gros, buvait sans résultat, depuis un mois, quatre grands verres d'Eau de Challes à la source chaque matin. Ayant consulté le docteur Domenget, elle s'est mise à en boire quatre autres grands verres dans l'après-midi, et en trois semaines le goître avait complètement disparu ; elle est partie joyeuse de Challes, dans l'espoir de trouver plus facilement un mari, appartenant à une brave famille et dans l'aisance.

Un jeune moine de Hautecombe (tombeau des augustes souverains de la Maison de Savoie) est venu à Challes pour se délivrer d'un goître très gros qui lui causait de l'oppression ; il s'est mis à boire six verrées à la source, puis il avait soin d'en emporter un litre à Chambéry, étant logé au couvent des Capucins, pour en boire toute l'eau avant son souper. Sa guérison s'est fait attendre, mais elle n'a rien laissé à désirer.

Il est quelques goîtres mous, quoique volumineux, qui guérissent avec facilité, avec peu d'eau et en peu de jours. Le docteur Domenget a publié dans une notice la guérison du nommé Girod, ouvrier de la fabrique de M. Forest, située près de la source minérale.

Huit litres de l'Eau de Challes, bus en moins de quinze jours, ont suffi pour faire disparaître complètement la tumeur de cet homme, réformé le 19 novembre 1845 pour l'unique motif de goître ancien et volumineux.

M. le docteur Laboré, praticien distingué de Lyon, a obtenu également la guérison de plusieurs goîtres qui avaient résisté à l'administration interne des préparations iodurées, préparations auxquelles il avait dû renoncer presque toujours à cause des accidents plus ou moins graves qu'elles avaient provoqués du côté de l'estomac.

M. le docteur Bouchacourt, ex-chirurgien en chef de la Charité à Lyon, dans son intéressant Mémoire sur *le Traitement du goître cystique par les injections iodurées*, signale l'utilité de l'Eau de Challes comme un fondant énergique.

Les Eaux de Challes ont guéri plusieurs maladies cancéreuses considérées comme incurables. Des observations ont déjà été publiées dans divers recueils de documents sur ces Eaux, dont la puissance curative semble quelquefois tenir du merveilleux. Il en reste encore de très remarquables à faire connaître au public et aux praticiens ; elles seront le sujet d'une notice que se propose de publier bientôt le docteur Domenget. L'expérience clinique a démontré que les Eaux de Challes possèdent l'efficacité très précieuse de détruire dans l'organisme la diathèse cancéreuse, ou tout au moins de l'atténuer jusqu'à préserver les opérées du cancer du sein d'une récidive presque toujours inévitable peu après l'opération. Le docteur Bonnet a reconnu que cette efficacité était bien supérieure à celle de toutes les autres eaux minérales qu'il avait proposées dans son Mémoire à l'Institut de France sur *le Cancer*,

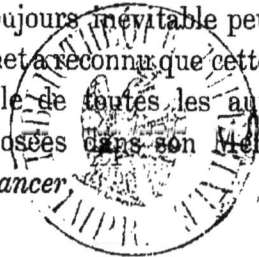

Les eaux de Challes ont préservé déjà un bon nombre de malades de tout âge, d'amputations de membres proposées, mais qui heureusement avaient été repoussées par les malades ou par leurs parents, surtout lorsqu'il s'agissait de leurs chers enfants.

Beaucoup d'ulcères de mauvaise nature, pour la guérison desquels on employait par trop fréquemment les caustiques, tels que la pierre infernale et autres, ont été cicatrisés par les Eaux de Challes, quelquefois avec une rapidité qui excitait l'étonnement, l'admiration des témoins et la vive reconnaissance des malades.

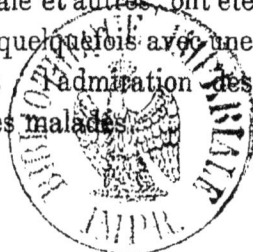

Chambéry — Imprimerie A. Pouchet et Compagnie.

www.ingramcontent.com/pod-product-compliance
Lightning Source LLC
Chambersburg PA
CBHW060505200326
41520CB00017B/4913